INCREÍBLES VEHÍCULOS DE RESCATE

LAS AMBULANCIAS

POR LORI DITTMER

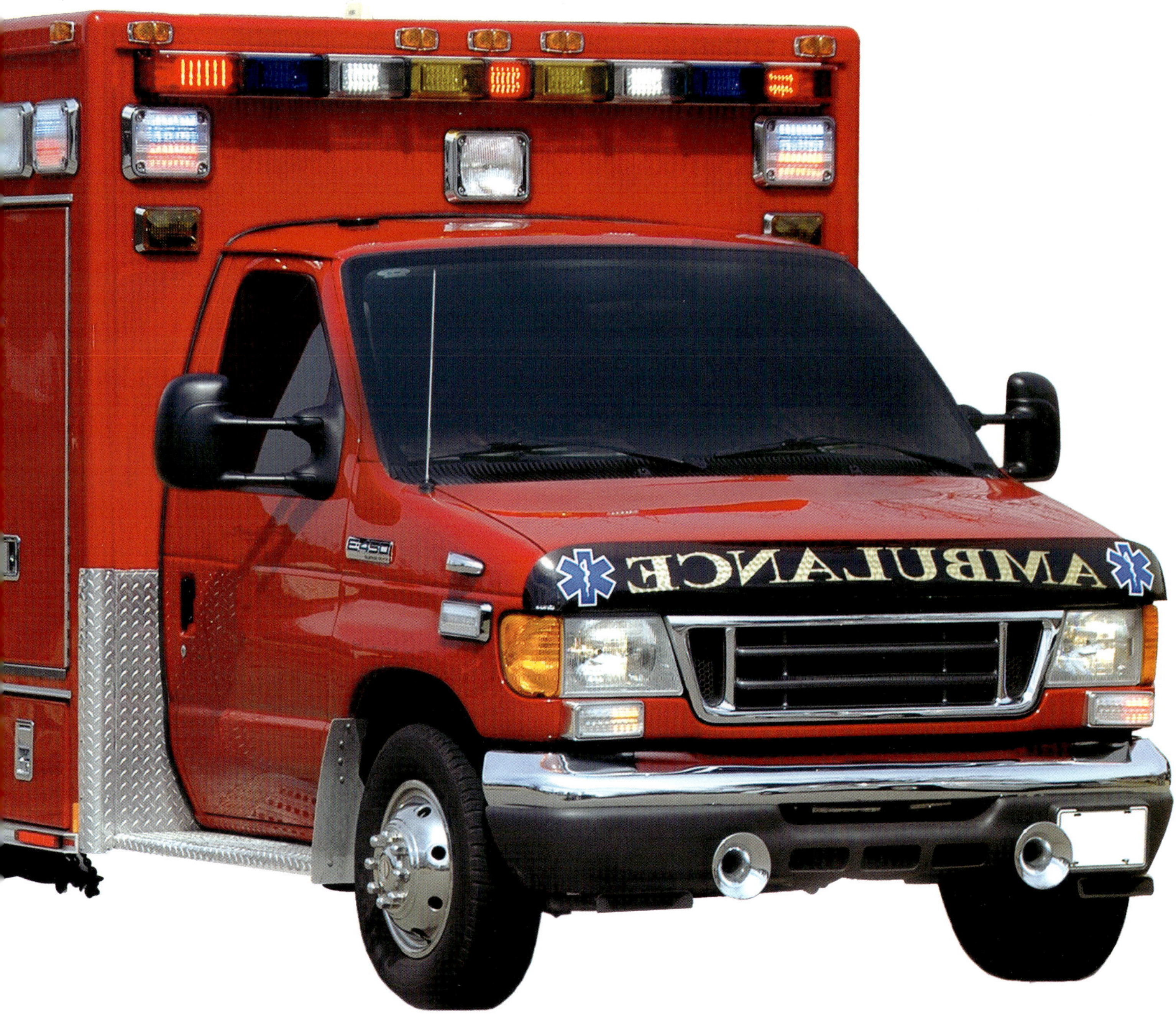

CREATIVE EDUCATION

Publicado por Creative Education
P.O. Box 227, Mankato, Minnesota 56002
Creative Education es una marca
editorial de The Creative Company
www.thecreativecompany.us

Diseño de The Design Lab
Producción de Dana Cheit
Dirección de arte de Rita Marshall
Traducción de TRAVOD, www.travod.com
Impreso en los Estados Unidos de América

Fotografías de Alamy (Old Paper Studios), Dreamstime (Knightshade), iStockphoto (bluecinema, egdigital, FangXiaNuo, FilippoBacci, OgnjenO, THEPALMER), Shutterstock (blurAZ, Stephen Coburn, Digital Storm, Fotos593, jerrysa, Carlos E. Santa Maria)

Información del Catálogo de publicaciones de la Biblioteca del Congreso is available under PCN 2018931132.
ISBN 978-1-64026-103-7 (library binding)

9 8 7 6 5 4 3 2 1

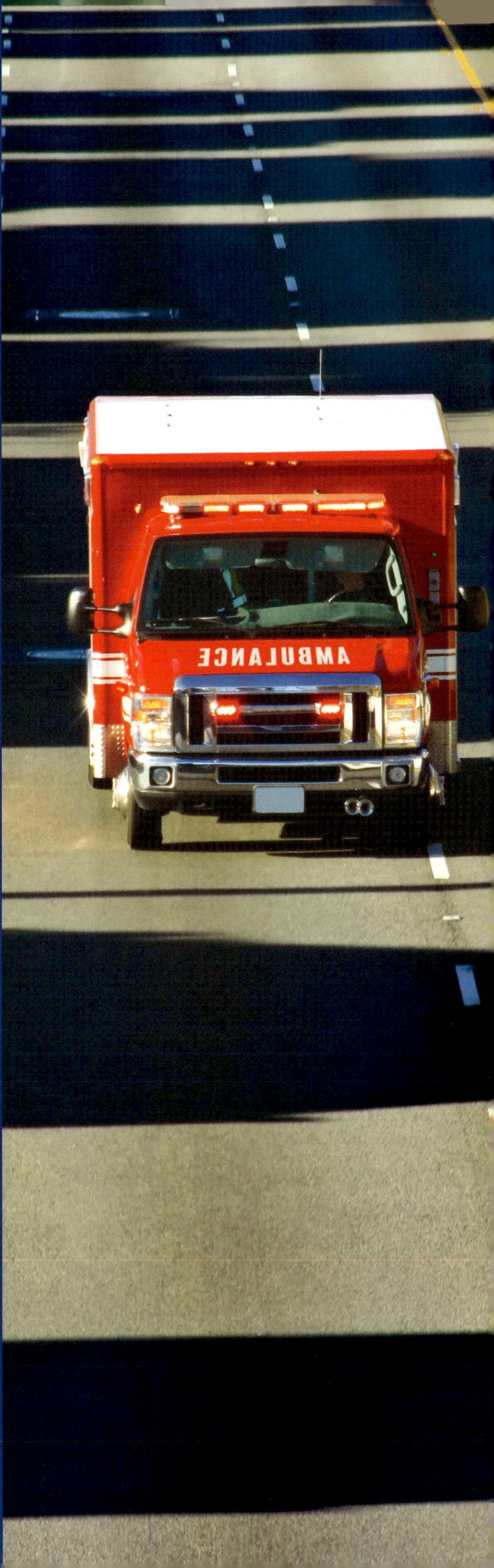

Tabla de contenido

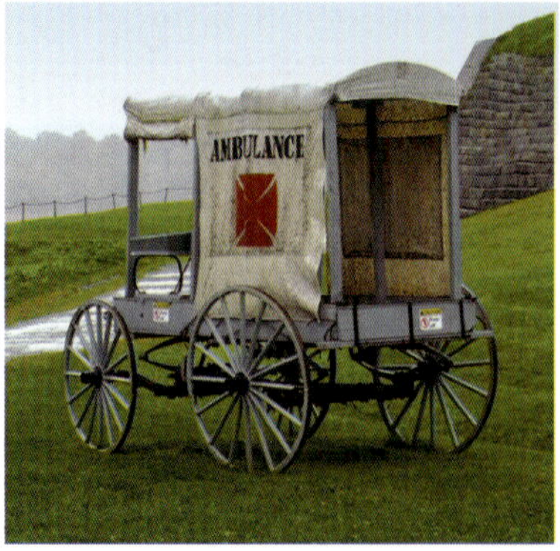

Las ambulancias son vehículos de rescate. Recogen a las personas que están heridas o enfermas. Las llevan a un hospital. Las primeras ambulancias eran tiradas por caballos. Llevaban a los soldados heridos desde el campo de batalla hasta el médico.

Los viajes en una ambulancia tirada por caballos eran agitados e incómodos.

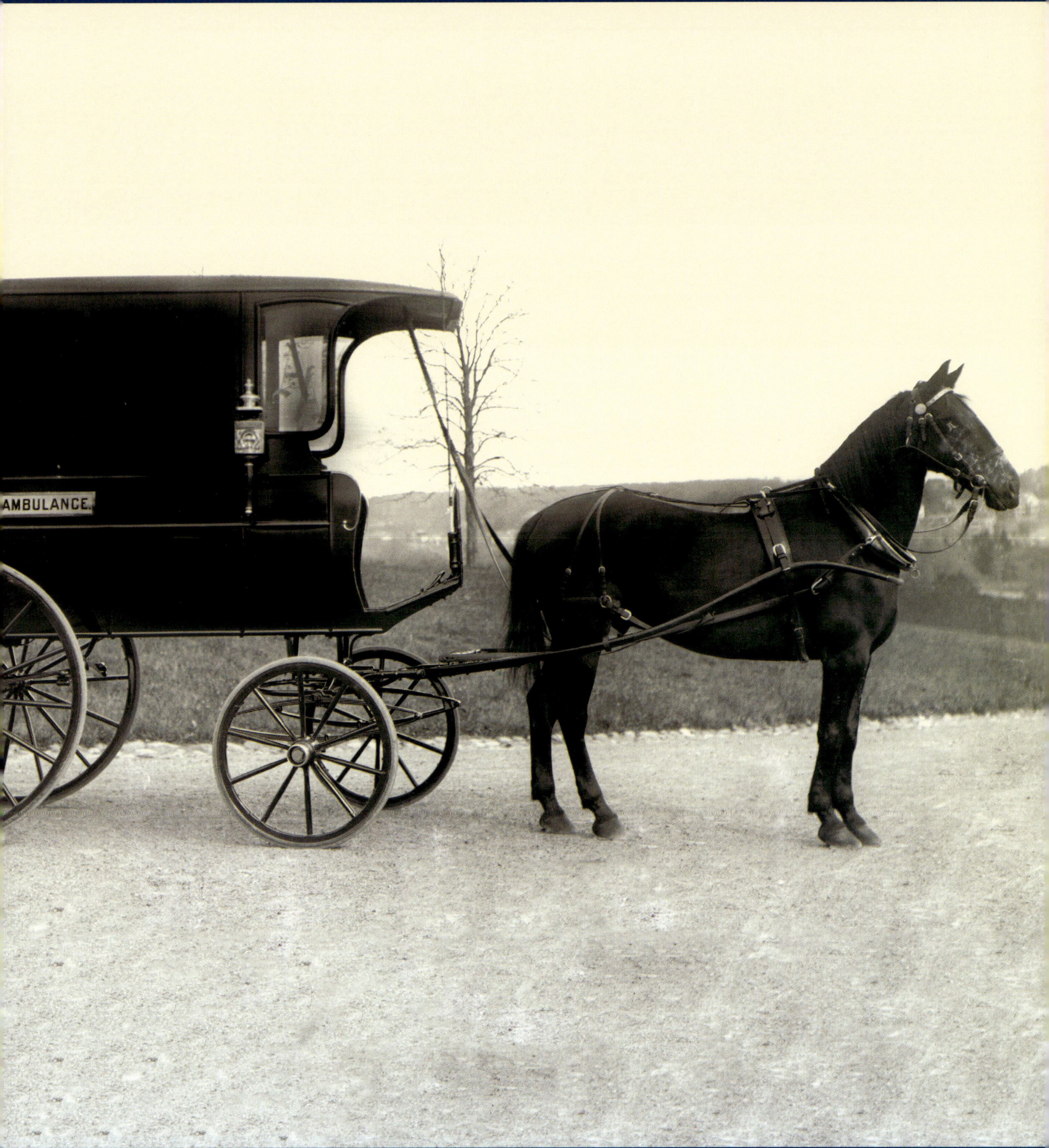
AMBULANCE.

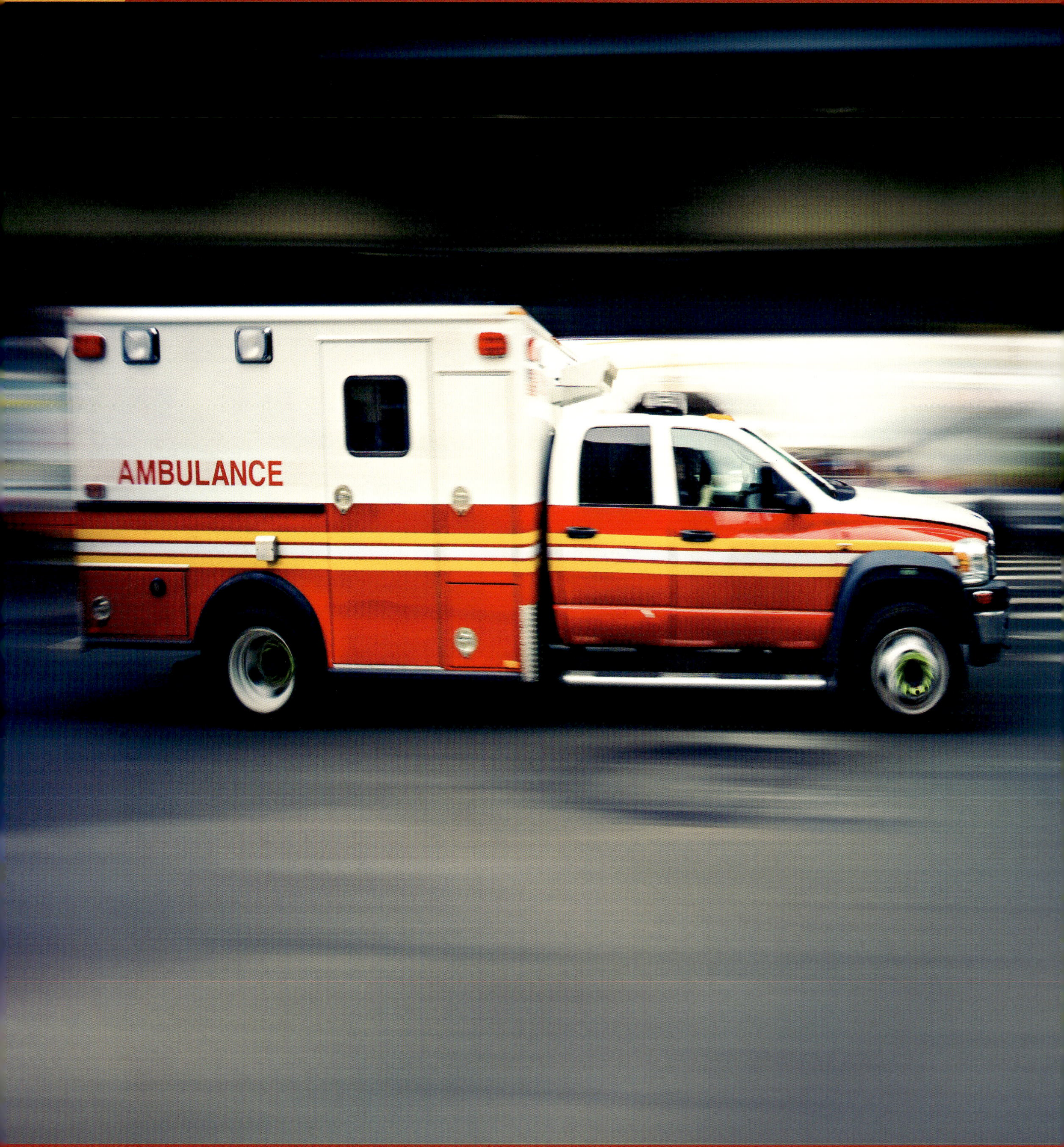
AMBULANCE

En caso de emergencia, las ambulancias pueden superar el límite de velocidad.

Hoy, las ambulancias van por las calles a toda velocidad. Las luces de una ambulancia destellan en una **emergencia**. Suenan las **sirenas**. Esto les dice a los demás conductores que se aparten del camino. La ambulancia necesita tener el camino despejado.

emergencia una situación peligrosa inesperada que exige acción inmediata

sirenas dispositivos de advertencia que producen sonidos largos y fuertes

Las ambulancias de traslado no pueden llevar tanto equipo.

Algunas ambulancias parecen furgonetas. A menudo se usan para viajes más largos. Podrían llevar **pacientes** de un hospital pequeño a uno más grande.

pacientes personas que están recibiendo atención médica

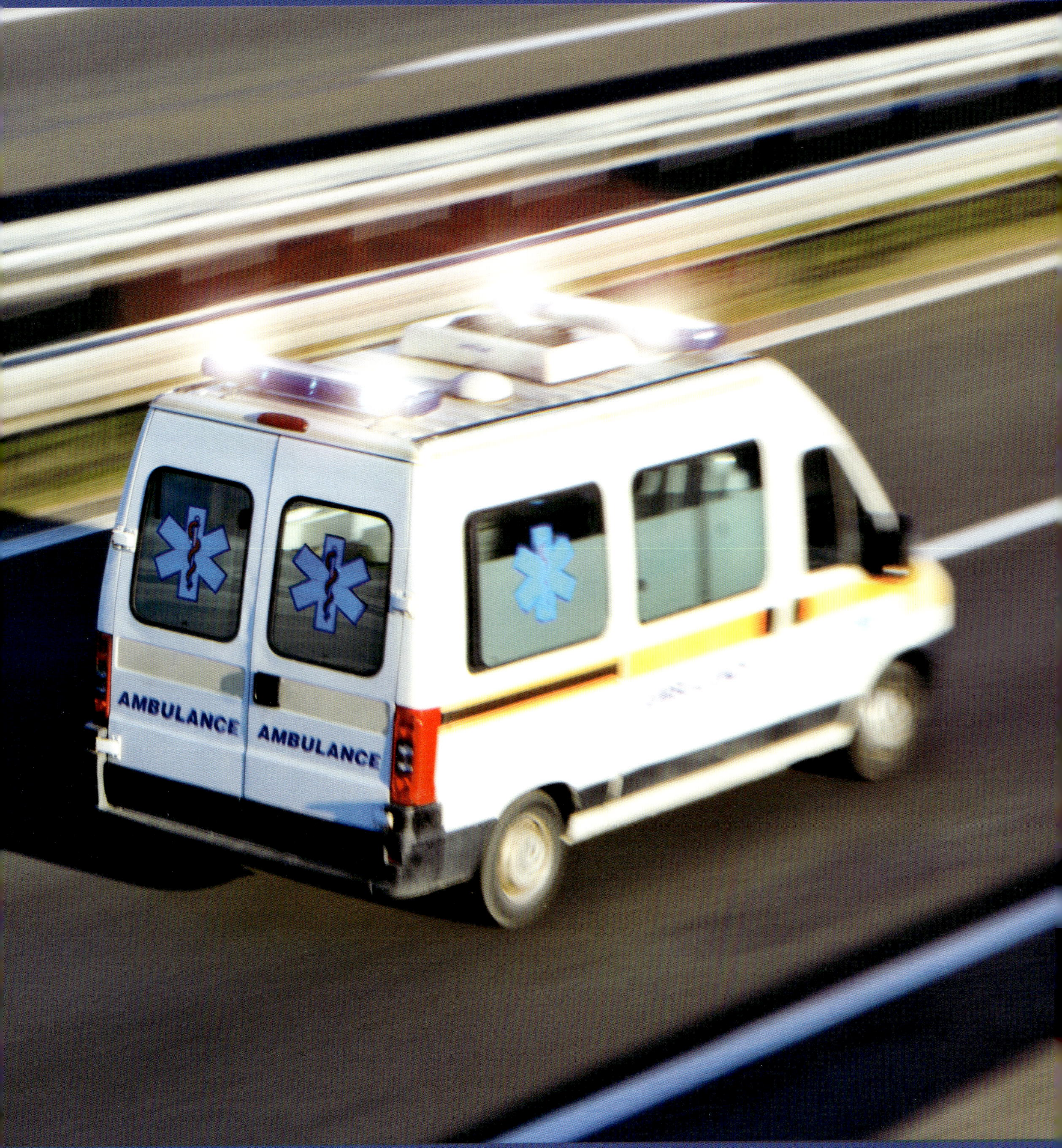
AMBULANCE
AMBULANCE

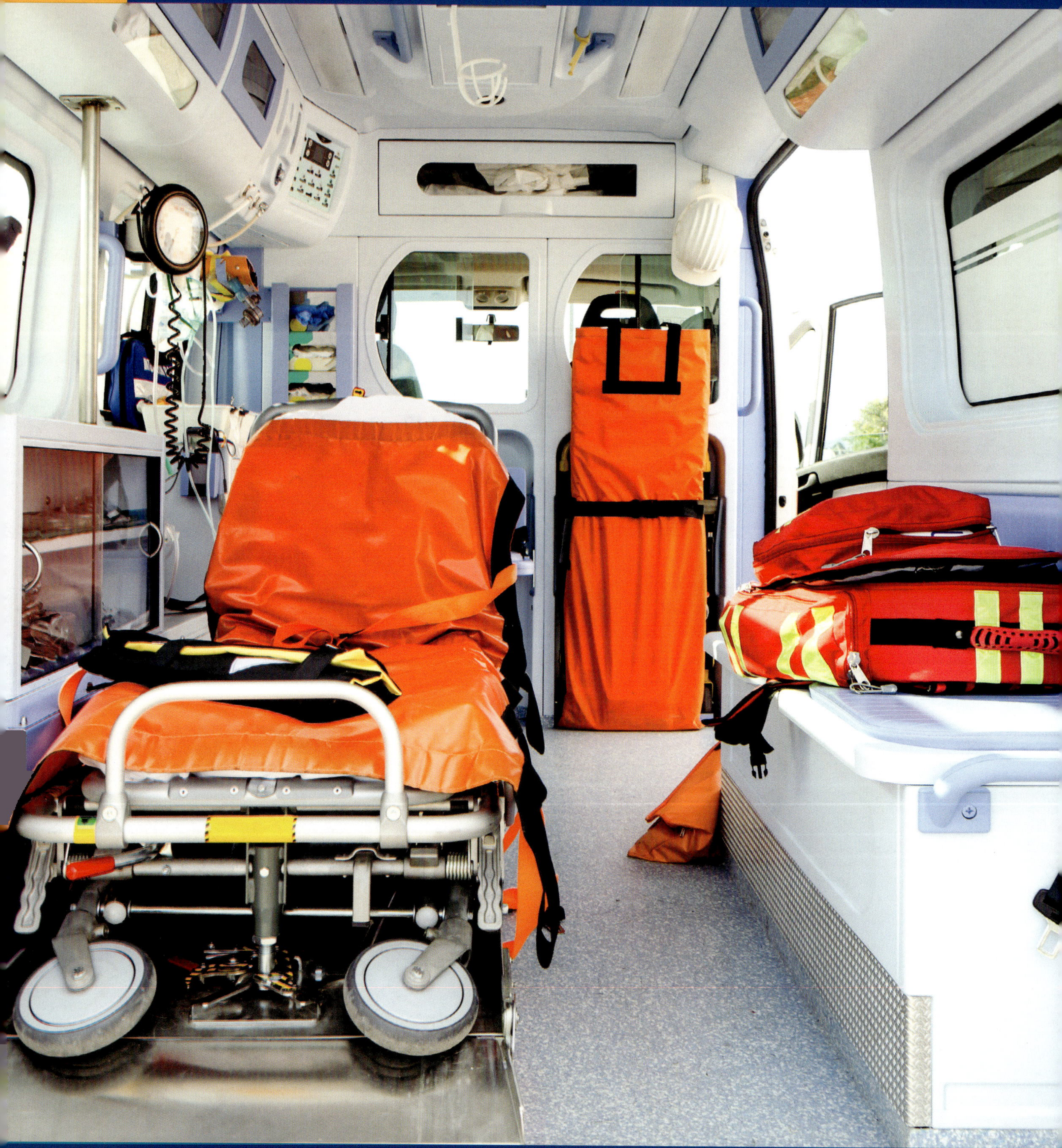

Los suministros se guardan en bancos y gabinetes en la parte posterior.

Otras ambulancias se parecen más a pequeños camiones. Pueden contener más equipos y personas. Una rampa ayuda a veces al personal a cargar la **camilla**. La mayoría de las camillas tienen patas que pueden cambiar las alturas.

camilla un carrito con cama que se usa para trasladar pacientes

Las ambulancias llevan a los pacientes a las salas de emergencia de los hospitales.

En una emergencia, las personas llaman a un número de teléfono especial para pedir ayuda. En Estados Unidos, ese número es el 911. Los **despachadores** responden la llamada. Le dicen a la ambulancia a dónde ir.

despachadores personas que reciben mensajes y envían rápidamente servicios de emergencia donde sean necesarios

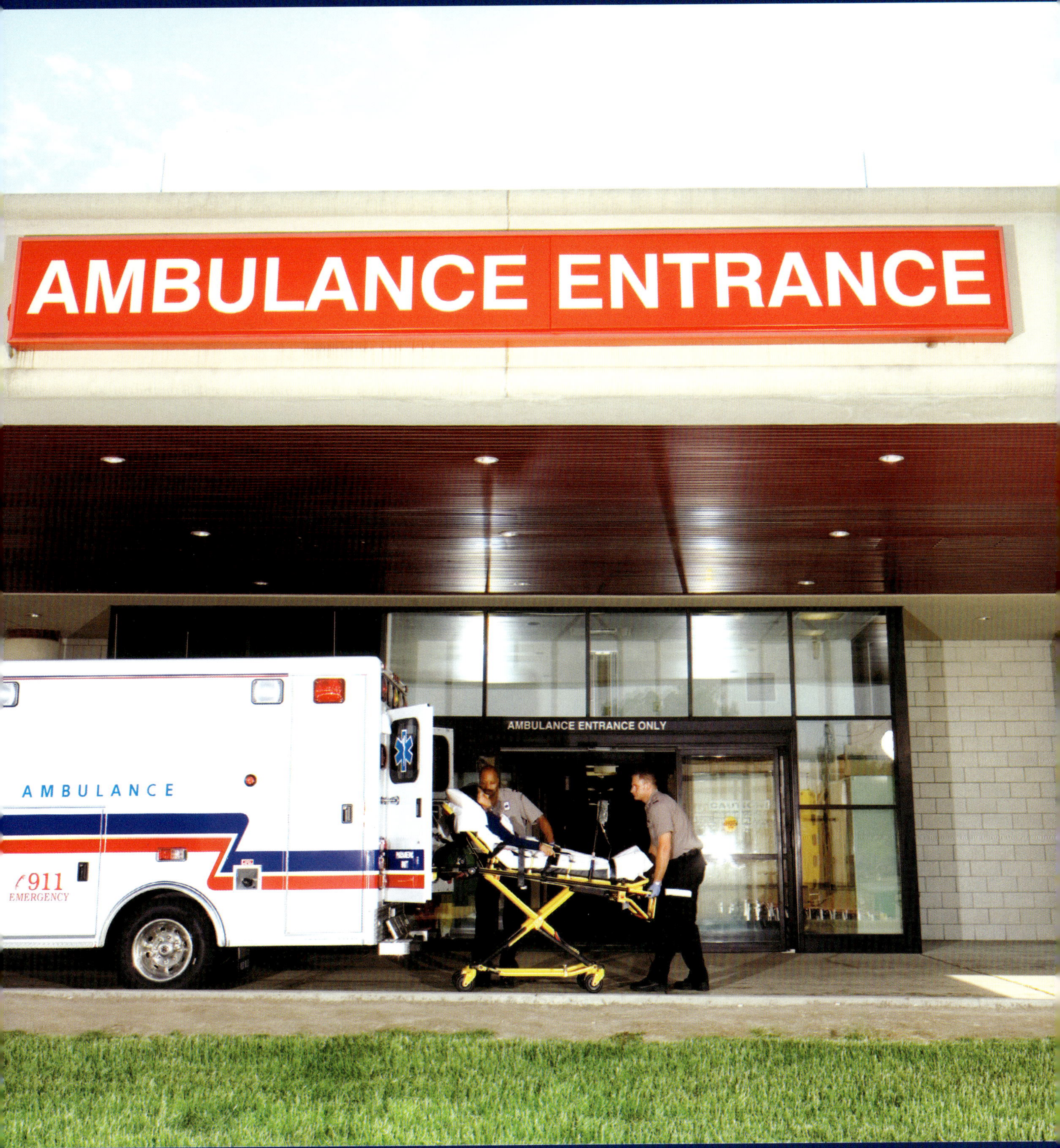
AMBULANCE ENTRANCE
AMBULANCE ENTRANCE ONLY
AMBULANCE
911
EMERGENCY

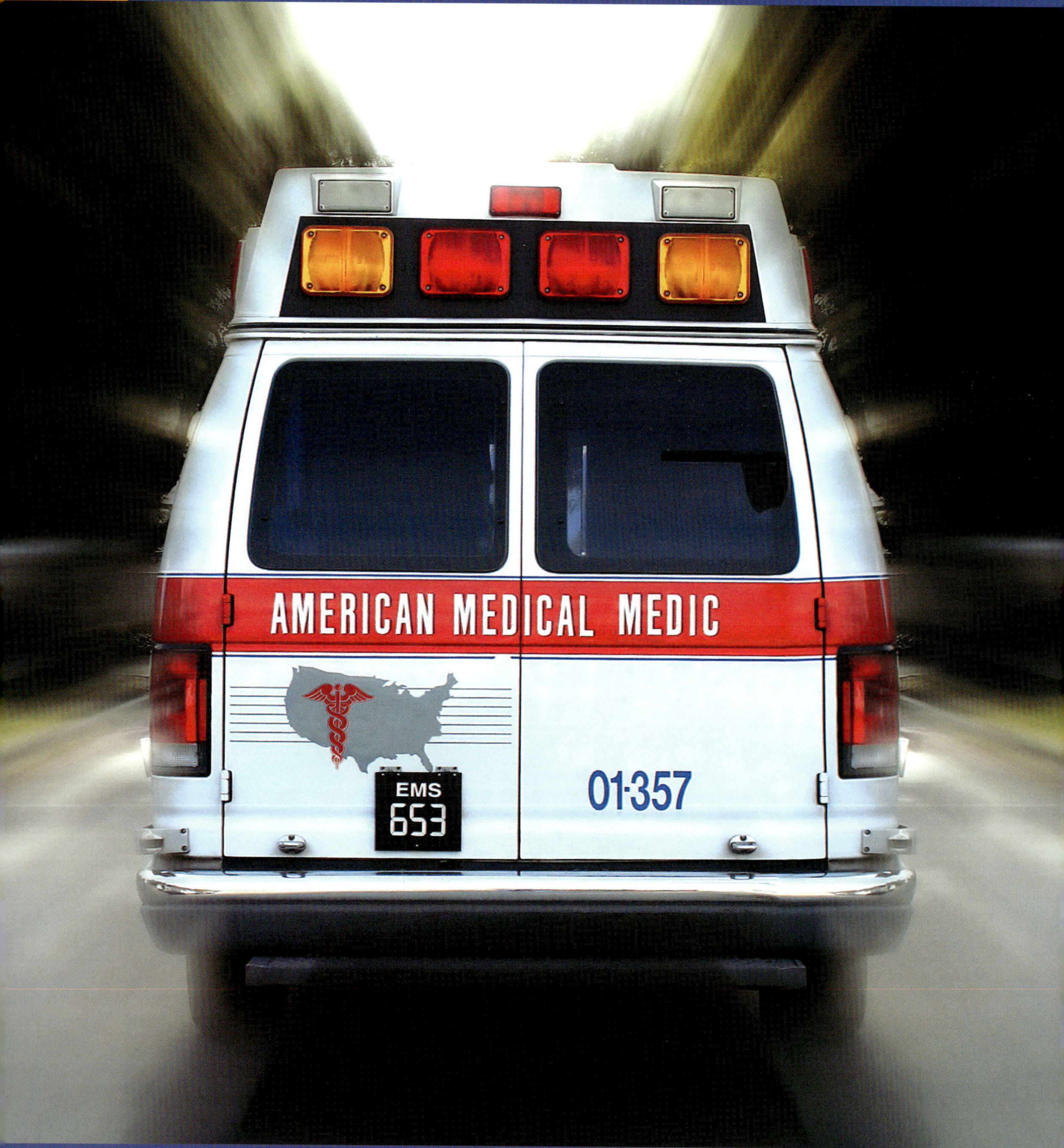
AMERICAN MEDICAL MEDIC
EMS
653
01-357

La mayoría de las ambulancias tienen un personal de dos o tres personas.

Una persona conduce la ambulancia. El conductor habla con el despachador en una radio bidireccional. Otros **paramédicos** y técnicos médicos de emergencia (EMT) viajan en la ambulancia.

paramédicos personas que están capacitadas para brindar atención médica de emergencia

Los paramédicos y los EMT están capacitados para ayudar a la gente en todo tipo de situaciones. Cuidan a los pacientes en camino hacia el hospital. Los cuellos ortopédicos y las tablas rígidas mantienen a los pacientes quietos durante el traslado.

Los médicos están listos para atender al paciente en cuanto llega una ambulancia.

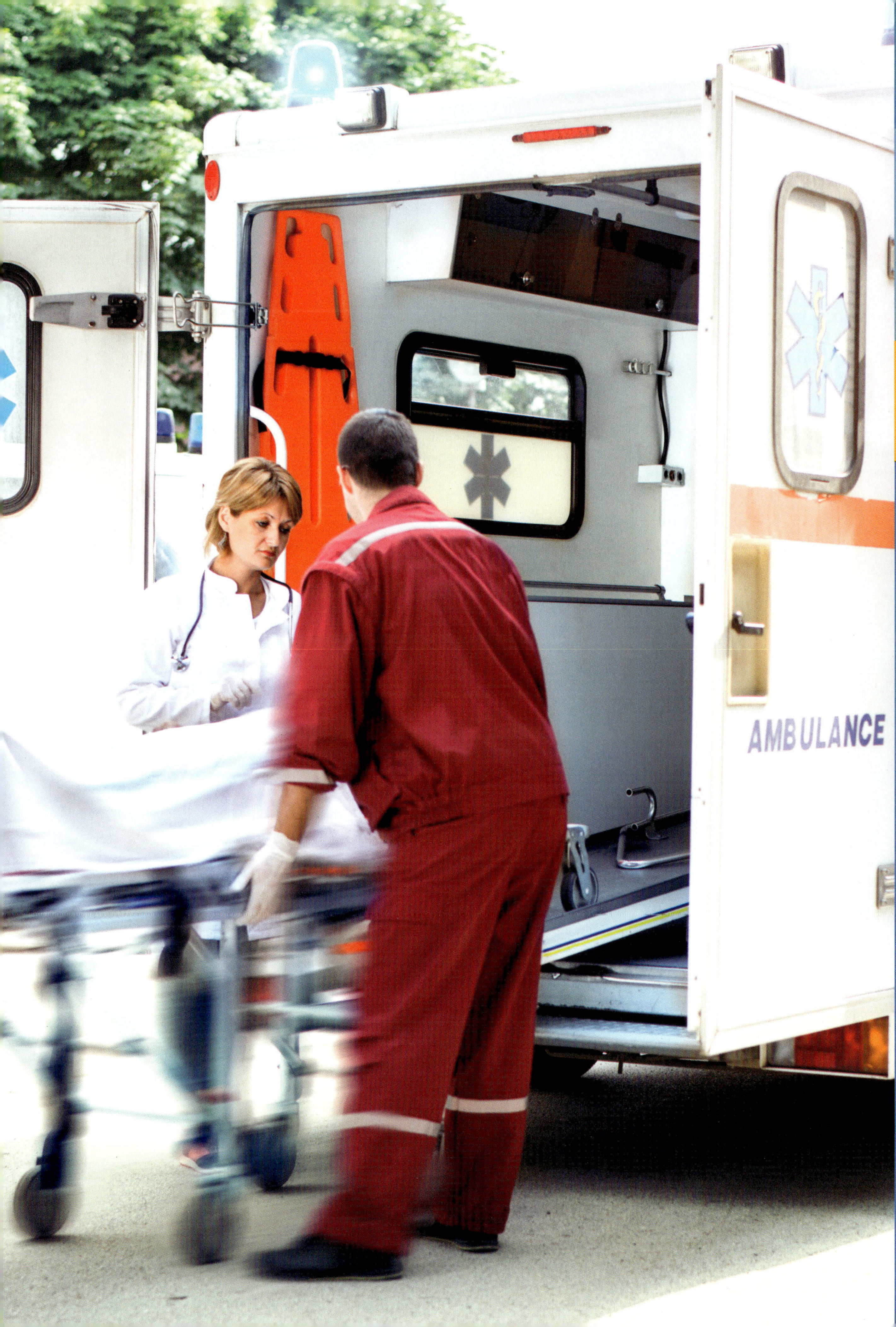
AMBULANCE

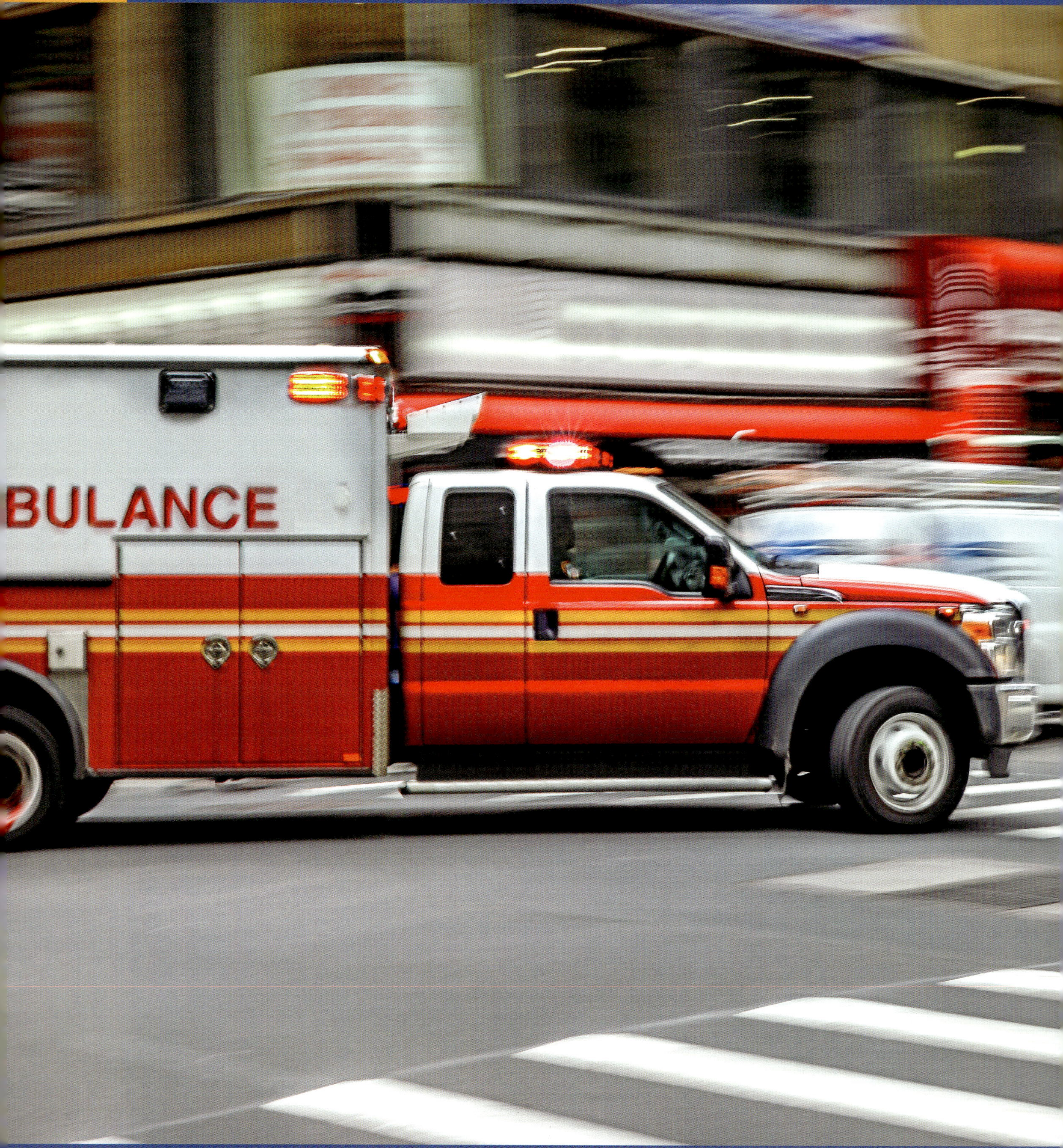
BULANCE

Las ambulancias están listas para ir donde se necesiten. Van con urgencia a los accidentes e incendios. Se apuran para llegar a casas y negocios. Permanecen en los eventos deportivos en caso de que alguien se lastime.

Las ambulancias usan sus luces y sirenas sólo cuando hay una emergencia.

Las increíbles ambulancias rescatan a las personas que están en problemas. Ayudan a salvar vidas. ¡Quítate del camino la próxima vez que veas una ambulancia!

Las ambulancias más grandes tienen espacio para que llevar también a un familiar.

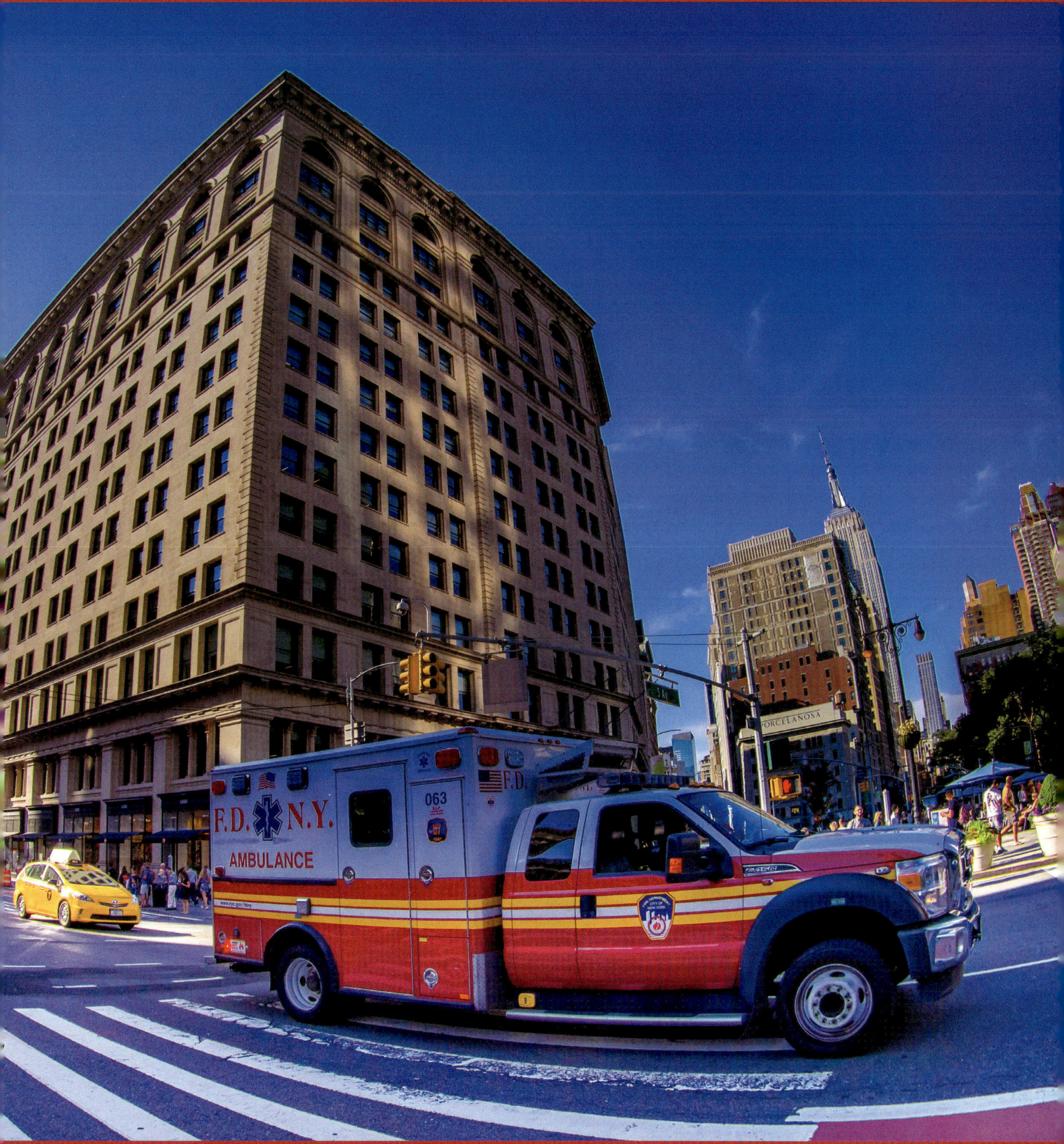
F.D. N.Y.
AMBULANCE
063
PORCELANOSA

Modelo de ambulancia

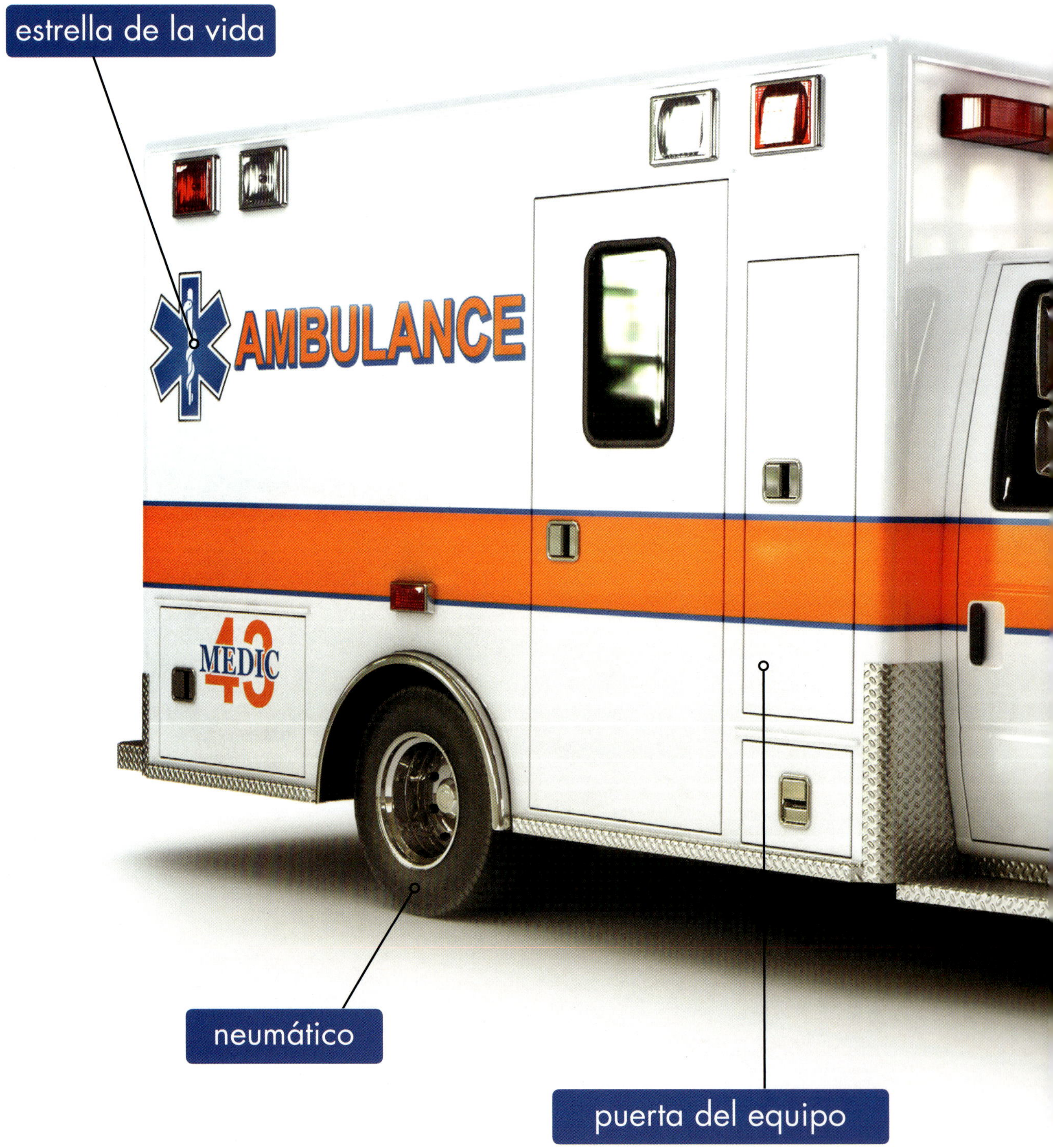

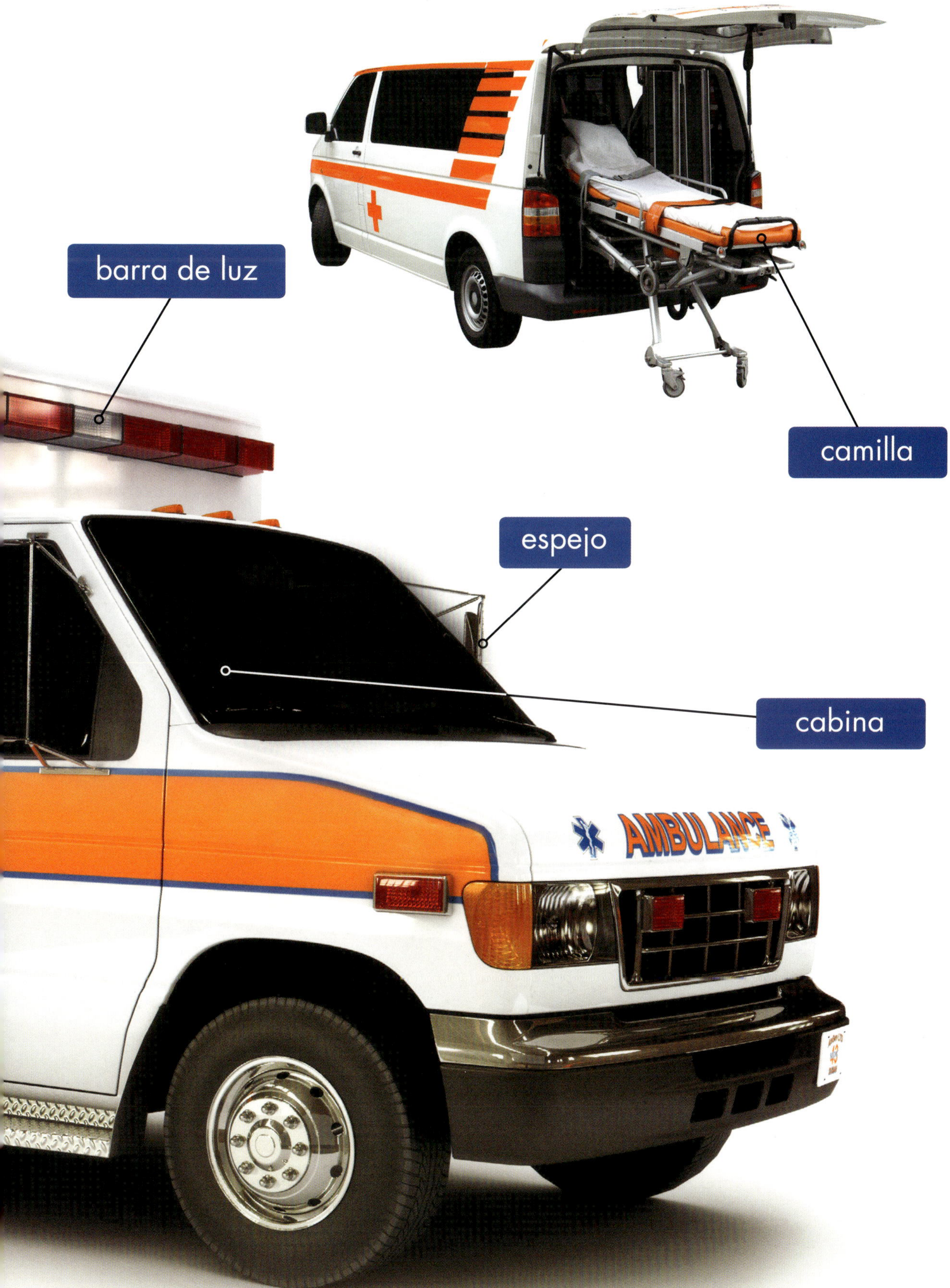
barra de luz
camilla
espejo
cabina

Índice